Ce qu'il faut savoir sur la douleur et les antidouleurs

Expliqué simplement

Ce qu'il faut savoir sur

la douleur et les antidouleurs

Expliqué simplement

Dr Noura Marashi

Docteur en pharmacie

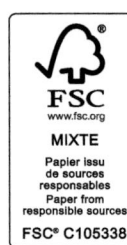

© 2019, Noura Marashi

Edition : Books on Demand,
12/14 rond-Point des Champs-Elysées, 75008 Paris
Impression : BoD - Books on Demand, Norderstedt, Allemagne
ISBN : 9782322038039
Dépôt légal : Août 2019

Du même auteur

Livres et fascicules :

Je réponds à vos questions, Tome 1, collection Pharmaquiz 2018.

Ce qu'il faut savoir sur l'hypertension artérielle, collection Expliqué simplement, Pharmaquiz, 2019.

Ce qu'il faut savoir sur le diabète de type 1 et 2, collection Expliqué simplement, Pharmaquiz, 2019.

Chaine Youtube / Réseaux sociaux :

Chaine Youtube : Pharmaquiz disponible sur https://www.youtube.com/channel/UC3CzlCm-0Yh7-1YM6K2SfVg

Facebook : Pharmaquiz et Noura Marashi

Instagram : Pharmaquiz et Noura Marashi

Sommaire

Du même auteur 5

Sommaire 7

Biographie 9

Introduction 11

1. Pourquoi j'ai mal ? 13

2. Comment réagir en cas de douleur ? 17

3. Les traitements de la douleur 27

Conclusion 45

Bibliographie 47

Biographie

Noura Marashi est née et a grandi en région parisienne.

Apres l'obtention de son doctorat d'état en pharmacie avec mention très bien de l'université René Descartes Paris-V, elle décide de se consacrer à l'information dans le domaine de la santé et du bien-être.

Elle touche des centaines de milliers de personnes par sa chaîne Youtube Pharmaquiz et ses réseaux sociaux.

Cette jeune entrepreneuse et youtubeuse au parcours atypique crée le nouveau service de santé en France Pharmaquiz.

Elle n'hésite pas à aller au bout de ses idées et de ses convictions pour venir en aide, informer et surtout rassurer un maximum de personnes en réalisant des conférences, vidéos, articles, fascicules et livres sur les différentes thématiques de santé (maladies, médicaments, bienfaits des fruits, légumes, plantes…)

« Mon objectif est d'informer un maximum de personnes avec un langage simple et compréhensible afin de les rassurer mais aussi prévenir un grand nombre de maladies et de complications. Je suis persuadée que comprendre sa maladie et ses traitements, c'est faire le premier pas vers la guérison. » *Noura Marashi*

Introduction

La douleur est l'une des principales causes de la consommation de médicaments en France.

Elle peut être aiguë (apparition soudaine et de courte durée) ou chronique (présente depuis un moment au quotidien avec des intensités variables).

Dans tous les cas, il est impératif de rechercher sa cause via une consultation médicale et l'analyse de différents examens (prise de sang, radiographie…).

Il existe différents types de traitements pour calmer la douleur en fonction de sa fréquence d'apparition et de son intensité. Ces médicaments sont appelés antalgiques (antidouleurs). Les analgésiques permettent de réduire ou de supprimer la sensibilité à la douleur.

Le paracétamol est l'antalgique majoritairement utilisé. C'est le médicament le plus vendu en France (500 millions de boîtes en 2013).

Depuis quelques années, il y a une hausse de la consommation d'antidouleurs de la famille des opiacés (codéine, poudre d'opium, tramadol, oxycodone, fentanyl, morphine). Utilisées fréquemment, ces substances peuvent entraîner de la dépendance et un syndrome de sevrage (symptômes qui apparaissent après l'arrêt de la substance potentiellement toxique).

Le nombre d'hospitalisations liées à la consommation de médicaments de cette classe a triplé en France entre 2000 et 2017. Les décès en relation avec l'usage de ces mêmes substances ont augmenté de 146 % selon le rapport de l'ANSM (Agence française de sécurité des médicaments), publié le 20 février 2019.

Il est essentiel de connaître les différents traitements de la douleur ainsi que les alternatives possibles (kinésithérapie, relaxation…) afin de la soulager, mais aussi de limiter les complications liées aux médicaments.

1. Pourquoi j'ai mal ?

La sensation de douleur est dépendante de facteurs liés aux sens et aux émotions.

Elle fait intervenir des messagers chimiques et des récepteurs se trouvant dans l'ensemble du corps (peau, os, organes, muscles…). Les informations sont transmises au cerveau par l'intermédiaire des nerfs et de la moelle épinière (partie du système nerveux qui est en prolongement du cerveau, elle se trouve à l'intérieur de la colonne vertébrale ; elle a pour rôle principal de distribuer les nerfs à l'ensemble du corps). C'est alors que vont apparaître les différentes réactions et émotions de la personne.

Il faut noter que cette sensation est en relation avec la conscience. La douleur disparaît au cours du sommeil, elle peut être atténuée par l'hypnose ou la relaxation.

Lorsqu'une personne a mal mais qu'elle est occupée à réaliser d'autres tâches, elle a moins conscience de sa douleur et celle-ci disparaît peu à peu. Au contraire, une personne qui a mal et qui est anxieuse va ressentir la douleur d'une manière plus intense et prolongée.

Ces différences sont dues aux degrés de conscience de la personne vis-à-vis de sa douleur.

La sensation douloureuse peut faire suite à un traumatisme (coup, blessure, choc, brûlure), à des changements hormonaux, à une infection... Dans la plupart des cas, elle est due à la réaction inflammatoire activée par notre système immunitaire.

Au cours d'une perturbation entraînant des modifications au sein de l'organisme, notre système immunitaire va activer un certain nombre de réactions pour se défendre, dont la réaction inflammatoire.

Celle-ci va entraîner la libération de messagers chimiques, comme l'histamine ou les prostaglandines, par les cellules immunitaires. Ces substances vont provoquer une rougeur, un gonflement et une douleur au niveau de la zone affectée.

Les substances entraînant une sensation de douleur sont appelées algogènes. Les antidouleurs de la famille des anti-inflammatoires non stéroïdiens ou AINS (aspirine, ibuprofène, diclofénac...) vont limiter leurs actions.

La réaction inflammatoire peut être aiguë – elle apparaît soudainement et ne dure pas très longtemps – ou chronique – elle se prolonge sur plusieurs jours, entraînant une douleur qui persiste sur le long cours.

Il est intéressant de savoir que notre organisme va lui-même sécréter des molécules pour soulager la douleur : les endomorphines. Ces molécules sont divisées en trois groupes : les endorphines, les enképhalines et les dynorphines. Elles sont libérées par le système nerveux et jouent un rôle dans l'évaluation de la douleur par le cerveau.

Il faut noter que les sensations sont transmises à la moelle épinière en fonction de leur importance. Lorsqu'une personne se blesse au cours d'un effort physique par exemple, il est conseillé de recouvrir la zone touchée par du froid. Cette action apporte une nouvelle information prédominante au système nerveux qui va la privilégier à la sensation de douleur.

Le cerveau va donc uniquement recevoir les informations liées à la sensation de froid et non à la douleur, ce qui va réduire le mal de la personne.

Bien que la sensibilité des nerfs responsables de transmettre la sensation de douleur varie peu d'une personne à une autre, la perception de la douleur ainsi que son intensité sont différentes en fonction des personnes selon leur âge, leur éducation, le contexte d'apparition de la douleur, leur état émotionnel…

Il est intéressant de savoir que les femmes sont plus sensibles aux douleurs que les hommes, car elles possèdent plus de récepteurs sensibles à la douleur au niveau de la peau et du visage.

C'est l'ensemble des facteurs (sensoriels et émotionnels) qui est enregistré dans le cerveau en relation avec le contexte et le mode d'apparition de la douleur. Cette mémorisation constitue une sorte de base de données pour le cerveau qui va enclencher les mêmes réactions si ces éléments réapparaissent.

Il faut tout de même faire très attention aux personnes se plaignant de douleurs chroniques, car cette sensation peut très rapidement les conduire à la dépression, à une perte d'appétit, à un repli sur soi, à une perte des activités sociales…, ce qui va augmenter leur degré de souffrance.

2. Comment réagir en cas de douleur ?

Lorsqu'une douleur apparaît, il est essentiel d'avoir les bons réflexes en fonction de sa sévérité et de son mode d'apparition afin de limiter les complications.

Les douleurs qui nécessitent un appel d'urgence vers le Samu (15 ou 112 en France) ou les pompiers (18 en France) sont des douleurs intenses qui apparaissent :

- De manière soudaine ou brutale sans cause évidente.
- Au niveau de la poitrine, irradiant vers le cou, le bras gauche ou droit, et la mâchoire.
- Au niveau de la tête, accompagnée d'une perte d'équilibre, d'une paralysie d'un côté du visage ou d'un membre, de difficultés à s'exprimer.
- De manière persistante, faisant suite à un coup ou à une blessure.

La consultation médicale est recommandée le plus rapidement possible pour les douleurs qui persistent plusieurs jours malgré la prise d'antalgiques, mais aussi celles faisant penser à :

- L'appendicite. La douleur est forte au niveau de l'abdomen à côté du nombril sur la droite. Cet emplacement peut varier chez les enfants et la femme enceinte. Elle peut être accompagnée de nausées, de vomissements et de fièvre. Elle est due à l'inflammation de l'appendice (petit prolongement du gros intestin en forme de doigt de gant).
- La colique néphrétique. La douleur persiste. Elle se situe au niveau des reins en bas du dos, mais peut se propager vers l'abdomen, l'aine (partie située de chaque côté du corps entre la cuisse et le tronc) et les organes génitaux. Elle peut être accompagnée de nausées, de vomissements, d'une envie fréquente d'uriner sans y arriver, de ballonnements. La personne est agitée, elle ne parvient pas à trouver une position qui la soulage. Cette douleur est due à la présence d'un obstacle appelé calcul, au niveau des voies urinaires.
- La colique hépatique. La douleur, située au niveau du foie (à droite sous les côtes), persiste durant 1 à 5 heures. Elle peut irradier vers

l'épaule et apparaît généralement après un repas riche en graisses. Elle peut être accompagnée de diarrhées, de confusion et d'une perte d'appétit. Elle est due à la présence d'obstacles (calculs biliaires) qui vont bloquer le passage de la bile (liquide produit par le foie permettant la digestion des nutriments, en particulier des lipides) au sein de la vésicule biliaire (organe en forme de poire situé à proximité du foie, ayant pour rôle de stocker et de libérer la bile dans les voies digestives).

L'automédication avec les conseils de son pharmacien est possible pour des douleurs ponctuelles et sans gravité, dont les causes sont connues.

Lorsqu'il s'agit d'un mal de dos (lombalgie ou lumbago), il est conseillé de se mettre au repos et de maintenir la zone au chaud. Des patchs chauffants permettent parfois de réduire la douleur, de même que le port d'une ceinture lombaire.

Si les douleurs persistent, la prise d'antalgiques en application locale ou par voie orale peut être conseillée avec l'avis du médecin ou du pharmacien.

Il arrive souvent que ces douleurs ne s'atténuent pas malgré le respect des recommandations. Il faudra alors consulter un médecin spécialiste (orthopédiste, rhumatologue) afin d'y remédier le plus efficacement possible.

En cas de maux de tête, il est important de différencier la migraine des céphalées de tension.

Ces dernières apparaissent surtout au niveau de la nuque et du front. Elles entraînent un effet de pression intense, comme si quelqu'un nous serrait la tête très fortement.

La migraine apparaît d'un seul côté de la tête (droit ou gauche) et peut se présenter plusieurs fois par jour. Elle peut être accompagnée de vertiges, de nausées, de vomissements et d'une intolérance à la lumière, aux bruits ou aux odeurs.

Des perturbations visuelles, comme l'apparition de points brillants (scotomes) ou de mouches qui volent, peuvent arriver avec la migraine ; il s'agit alors d'une migraine ophtalmique, appelée aussi migraine avec AURA. Ces troubles visuels peuvent être accompagnés de fourmillements, d'engourdissements ou de troubles de la parole.

Les causes des céphalées de tension peuvent être :
- Le stress.
- Le surmenage.
- Les changements hormonaux.
- La fatigue.
- La consommation d'alcool.
- L'arrêt brusque de la consommation de café.
- Des lunettes mal réglées à la vision de la personne ou même l'absence du port de lunettes chez une personne qui en a besoin.
- Certains bruits.

En ce qui concerne la migraine, ses causes ne sont pas réellement connues. Elle est due à une contraction puis à une dilatation des vaisseaux sanguins au niveau de la tête, provoquant de très fortes douleurs.

Elle peut arriver à la suite :
- D'un stress.
- De troubles du sommeil.
- De changements hormonaux, comme l'apparition des règles.
- De l'apparition de certains bruits ou odeurs.

- De la consommation de différents aliments (fromages, chocolat…).
- D'une inflammation des sinus (sinusite).

En cas de migraine ou de céphalées de tension, il est conseillé de se mettre au repos et de se détendre dans une pièce à l'abri de la lumière, des bruits et des odeurs.

Si la crise ne passe pas, la prise d'antalgiques (paracétamol, aspirine, ibuprofène) avec l'avis du médecin ou du pharmacien permet de réduire la douleur.

La crise migraineuse peut aussi être traitée par des médicaments sous prescription médicale, comme le sumatriptan. Ils vont entraîner un rétrécissement des vaisseaux dilatés au niveau du cerveau et donc arrêter les douleurs causées par la migraine.

Des traitements de fond peuvent aussi être recommandés par le médecin ; ils ont pour objectif de réduire l'apparition des crises et leur intensité.

Lors d'une rage de dents, il est impératif de consulter un dentiste et de ne pas abuser des antalgiques pour calmer la douleur. Celle-ci est souvent due à une infection qu'il faudra traiter par des antibiotiques adaptés. Des baumes à base de clous de girofle permettent parfois de réduire la douleur.

Pour calmer les douleurs liées à la poussée dentaire chez les nourrissons, des granulés homéopathiques à base de camomille peuvent être recommandés, accompagnés d'antalgiques avec l'avis du médecin ou du pharmacien.

Lors d'un torticolis, les douleurs apparaissent suite à la contraction d'un ou plusieurs muscles qui se trouvent au niveau du cou. Pour soulager ce type de douleur, il est conseillé de se mettre au repos et de maintenir la zone au chaud via une écharpe ou des patchs chauffants. La prise d'un médicament de la classe des myorelaxants en application locale ou par voie orale va permettre de relaxer le(s) muscle(s) et atténuer les douleurs. Si les douleurs persistent, il peut être suggéré au patient de porter un collier cervical ou de prendre des antalgiques avec l'avis de son médecin ou pharmacien.

Pour calmer les douleurs liées à l'inflammation au niveau des articulations, appelée arthrite, il peut être conseillé de prendre des anti-inflammatoires/antalgiques, comme de l'ibuprofène, ou de faire des infiltrations à base de corticoïdes (injection de corticoïdes au niveau de l'articulation concernée).

Ces derniers sont des anti-inflammatoires stéroïdiens (ils ont un noyau appelé stéroïde dans leur formule chimique). Ils permettent de lutter contre la réaction inflammatoire et de calmer la douleur. Les corticoïdes peuvent avoir de nombreux effets secondaires. Leur apparition varie d'une personne à une autre en fonction du mode de prise (voie orale ou application locale), de la durée du traitement et des doses prescrites. Les plus courants sont des gonflements au niveau du visage, des mains et des pieds, une baisse du taux de potassium, de l'ostéoporose (diminution de la densité osseuse entraînant une fragilisation des os) et de l'euphorie ou de l'agitation.

Les douleurs articulaires peuvent aussi être dues à l'arthrose. Il s'agit d'une détérioration des articulations et du tissu osseux, provoquant de fortes douleurs ainsi que des perturbations dans la mobilité des articulations.

La mise au repos de l'articulation ainsi que la prise d'antalgiques, de compléments alimentaires (chondroïtine sulfate, glucosamine) et l'injection d'une substance telle que l'acide hyaluronique permettent de soulager les douleurs. Certaines de ces substances sont incompatibles avec différentes maladies et différents traitements, il est donc essentiel de consulter son médecin ou pharmacien avant de les consommer.

Enfin, les douleurs apparaissant avec les règles doivent être prises en charge pour limiter les désagréments dans le quotidien de la personne (arrêt maladie, impossibilité de faire du sport…). Lorsqu'elles se présentent à l'adolescence (dysménorrhées primaires), elles sont souvent dues à la libération excessive de prostaglandines au niveau de l'utérus pour favoriser les contractions et l'arrivée des menstrues. Dans la plupart des cas, ces douleurs s'atténuent progressivement au cours des années. Si jamais elles s'accentuent, des investigations doivent être menées afin de trouver leur cause (malformation du col ou de l'utérus, troubles hormonaux…).

Ce type de douleurs peut aussi apparaître à l'âge adulte (dysménorrhées secondaires). Dans ce cas, une consultation médicale est fortement recommandée, car il peut s'agir d'endométriose (développement de la muqueuse utérine au sein d'un organe non approprié, comme la cavité abdominale, les ovaires, les trompes de Fallope…), d'infections génitales, de polypes, de kystes ovariens…

Pour limiter l'apparition des douleurs au cours des règles, il est recommandé de :
- Se reposer, se détendre avant et pendant celles-ci.
- Limiter le stress.
- Réduire sa consommation de tabac, d'alcool, de café et de thé.
- Maintenir son ventre au chaud pour diminuer les douleurs liées aux contractions.

La prise d'un antalgique (paracétamol) ou d'un anti-inflammatoire (ibuprofène) avec l'avis du pharmacien ou du médecin permet de calmer la douleur. L'aspirine est à proscrire dans ce contexte, car elle peut amplifier les saignements par son action d'antiagrégant plaquettaire (limite l'agrégation des plaquettes pour la formation d'un caillot dans le but de stopper une hémorragie). Les antispasmodiques tels que le phloroglucinol sont aussi utilisés afin de limiter les ballonnements, spasmes et douleurs abdominales, de même que les plantes antispasmodiques (verveine, menthe poivrée…) en infusion avec le conseil du pharmacien.

Si jamais les douleurs s'accompagnent de saignements importants, il est nécessaire de consulter un médecin, car elles peuvent être le signe d'un problème sous-jacent (grossesse extra-utérine, polypes…) qu'il faudra traiter correctement.

3. Les traitements de la douleur

Les médicaments ayant pour fonction de calmer la douleur et de réduire sa fréquence d'apparition sont classés en trois groupes selon leur puissance d'action.

Les antalgiques de palier 1 sont destinés aux douleurs de faible intensité, légères à modérées. Cette classe regroupe le paracétamol ainsi que les AINS (anti-inflammatoires non stéroïdiens), comme l'aspirine ou l'ibuprofène.

Le paracétamol est l'antalgique le plus consommé en France, il peut être utilisé chez la femme enceinte et les enfants en respectant les posologies (dose et fréquence de prise du médicament).

Bien qu'il soit largement utilisé depuis de nombreuses années, son mécanisme d'action n'est pas encore entièrement connu. Il agit principalement au niveau du système nerveux central (cerveau et moelle épinière), mais aussi du système nerveux périphérique (les nerfs et les ganglions nerveux sensitifs qui sont des renflements se trouvant sur le trajet du nerf servant de centre de commande). Lorsqu'il est pris par voie orale, il est absorbé au bout de 20 à 60 minutes, ce qui permet de soulager rapidement la douleur et la fièvre si elle est présente.

Ce médicament est principalement métabolisé (transformé sous différentes formes) au niveau du foie, puis éliminé par les voies urinaires. Sa demi-vie (temps au bout duquel la quantité du médicament dans le sang diminue de moitié) est de 2 à 3 heures. Il est essentiel de respecter les délais entre chaque prise de paracétamol en fonction de la dose administrée (1 g tous les 4 à 6 heures, jusqu'à 3 g par jour, pour un adulte) pour laisser le temps au foie de le métaboliser et aux reins de l'éliminer. Si ces recommandations ne sont pas respectées, il peut entraîner des maladies du foie, de même que s'il est consommé fréquemment à des doses élevées.

Du fait des risques qu'il comporte, ce médicament est contre-indiqué chez les personnes souffrant d'une maladie grave du foie.

Le paracétamol est présent dans de nombreuses spécialités disponibles en vente libre (sans ordonnance) associant plusieurs principes actifs pour traiter et soulager les symptômes du rhume, de la rhinite (inflammation du nez provoquant un écoulement nasal), de la rhinopharyngite (inflammation du pharynx)… Il est impératif de ne pas prendre de paracétamol en plus de ce type de traitement afin d'éviter le surdosage.

Si jamais les douleurs persistent malgré la prise de paracétamol, il ne faut pas doubler la dose au-delà de la posologie maximale. Il est préférable de prendre un antalgique d'une autre classe, comme de l'ibuprofène ou de l'aspirine, avec l'avis du médecin ou pharmacien.

En ce qui concerne le groupe des AINS (aspirine, ibuprofène…), ils peuvent être très efficaces pour soulager et calmer rapidement des douleurs aiguës ou chroniques.

Les médicaments de cette classe ont une action sur les symptômes de l'inflammation. Sa cause devra être traitée par d'autres substances.

Les AINS agissent en empêchant l'activité d'enzymes (protéines permettant d'activer des réactions chimiques au sein de l'organisme) appelées Cox 1 et Cox 2 ou Cyclo-oxygénase1 et 2.

La Cox 1 est présente naturellement au sein de différentes structures de notre organisme (reins, vaisseaux sanguins, estomac). Elle a pour principale fonction de produire des prostaglandines (messagers chimiques) qui permettent la formation d'un mucus (liquide) protecteur au niveau de la paroi de l'estomac. Elle intervient aussi dans la bonne circulation du sang au sein des reins et la formation d'une molécule appelée thromboxane A2. Celle-ci joue un rôle dans la vasoconstriction (contraction des vaisseaux sanguins) et l'agrégation des plaquettes (cellules sanguines permettant la formation d'un caillot lors d'une hémorragie due à une coupure ou à une blessure par exemple).

L'inhibition de l'action de la Cox 1 par les AINS va être responsable de leurs effets secondaires (toxicité gastrique, troubles de la fonction rénale, anti-agrégant-plaquettaire).

La Cox 2 est activée par les cellules immunitaires. Elle va entraîner la production de prostaglandines intervenant dans la réaction inflammatoire, l'apparition de la douleur et de la fièvre. Son inhibition va donc permettre d'avoir un effet anti-inflammatoire, antalgique et antipyrétique (contre la fièvre).

Les AINS regroupent plusieurs familles de molécules en fonction de leur mode d'action plus ou moins sélectif (inhibition de la Cox 1 et/ou de la Cox2). Ils sont métabolisés par le foie et éliminés par les voies urinaires. Leur temps de demi-vie est de 2 heures environ, ce qui permet le renouvellement de la prise au cours de la journée en cas de douleurs persistantes. Parmi les AINS pris par voie orale, l'ibuprofène est le plus souvent utilisé. Sa posologie est de 200 à 400 mg par prise chez l'adulte, 3 fois par jour. Il est essentiel de respecter un délai de 6 heures entre chaque prise de ce médicament.

Il faut tout de même faire très attention, car ces médicaments peuvent augmenter le risque d'apparition d'ulcère (perte de substance au niveau de la paroi de l'estomac entraînant la formation d'une plaie qui se cicatrise très difficilement). L'ulcère peut provoquer des hémorragies au niveau de l'estomac et du tube digestif.

La prise d'AINS est donc fortement déconseillée chez les personnes présentant des brûlures d'estomac, des irritations ou une détérioration de leur tube digestif. Elle est contre-indiquée chez les personnes ayant des antécédents d'ulcères, d'hémorragies digestives ou souffrant d'insuffisance rénale, hépatique, cardiaque grave.

Pour diminuer le risque d'apparition des effets secondaires, il est conseillé de les prendre au cours du repas.

Les AINS pourraient entraîner une réduction de la fertilité chez la femme. Celle-ci redevient normale à l'arrêt de la consommation du médicament.

Certaines crèmes et certains gels antidouleur sont composés d'AINS, le diclofénac par exemple. Ces produits permettent de calmer la douleur et de minimiser les effets secondaires des AINS au niveau du système digestif. Il ne faut pas les appliquer sur une plaie, brûlure ou lésion.

Lorsque la douleur ne se calme toujours pas après la prise des antalgiques de classe 1 aux doses maximales, il peut être envisagé de passer au niveau supérieur avec les antalgiques de palier 2. Cette classe comprend les dérivées de l'opium tels que la codéine, la dihydrocodéine ou la poudre d'opium. Lors de son passage au niveau du foie, l'opium se transforme en morphine.

Le tramadol fait aussi partie de cette classe. Il est présent dans différentes spécialités, seul ou en association avec de l'aspirine ou du paracétamol. Ce n'est pas un dérivé de l'opium, mais son action se rapproche beaucoup de la morphine.

Les antalgiques de palier 2 sont utilisés pour calmer des douleurs modérées à sévères.

Les dérivés de la morphine permettent aussi de lutter contre la toux. La codéine est présente dans de nombreux sirops antitussifs.

Ces médicaments sont disponibles en France uniquement sous ordonnance. Ils agissent en se fixant sur des récepteurs nommés opioïdes situés au sein du système nerveux central (cerveau et moelle épinière). Ils miment l'action des endomorphines produites naturellement par notre système nerveux pour lutter contre la douleur. Leur action consiste à inhiber la transmission de la sensation douloureuse au cerveau. Ils sont classés en fonction de leur puissance d'action qui dépend de leurs effets sur les différents récepteurs opioïdes.

Ces médicaments peuvent entraîner de la somnolence, de la constipation et de la dépendance lorsqu'ils sont consommés fréquemment. Il faut savoir que la prise d'alcool peut augmenter les effets secondaires de ces traitements, en particulier la somnolence.

Quand la douleur résiste toujours après la prise d'antalgiques de palier 2, il peut être prescrit au patient des médicaments appartenant au dernier niveau de ce classement, les antalgiques de palier 3.

Il s'agit des dérivés de l'opium tels que la morphine, la buprénorphine, le fentanyl, l'hydromorphone, la nalbuphine ou l'oxycodone.

Ces principes actifs sont réservés aux douleurs de très forte intensité.

La morphine est un constituant de l'opium qui résulte du suc, un liquide extrait de la plante de pavot. Son mode d'action est semblable aux dérivés opioïdes avec une puissance beaucoup plus importante. Elle va empêcher la transmission de la sensation douloureuse au cerveau et à la moelle épinière.

La demi-vie de la morphine est de 4 heures environ. Elle est métabolisée par le foie. Il faut tout de même savoir que les différentes molécules issues de son métabolisme restent actives. Il est donc essentiel de respecter les doses et les délais de prise afin d'éviter l'accumulation de ces substances au sein de l'organisme, en particulier chez les personnes souffrant de problèmes au niveau des reins ainsi que les personnes âgées.

Les effets secondaires les plus courants sous morphine sont les nausées, les vomissements et la constipation. Elle est en général prescrite avec un laxatif (substance permettant d'activer le transit intestinal).

Il est important de savoir que cette molécule peut entraîner de la dépendance, de la tolérance (nécessité d'augmenter la dose du médicament pour avoir les mêmes effets que la dose initiale moins importante), un syndrome de sevrage, mais aussi une importante somnolence ainsi qu'un arrêt de la respiration à très forte dose pouvant entraîner le décès de la personne.

Il est très important de savoir que la prise d'alcool avec ce type de médicament peut entraîner une augmentation de la somnolence et mettre en danger la vie du patient en cas de conduite par exemple.

La morphine est contre-indiquée chez les personnes souffrant d'insuffisance respiratoire, ou hépatique grave.

En cas de douleur, il est possible de prendre des antalgiques du 1er palier comme le paracétamol, l'aspirine ou l'ibuprofène. Bien qu'ils soient en vente libre en France et dans d'autres pays, ces médicaments présentent des effets secondaires et peuvent être contre-indiqués chez certaines personnes. Il est donc préférable de demander l'avis du médecin ou du pharmacien avant de les consommer.

La prise d'antalgique ne doit pas dépasser 5 jours. Si la douleur persiste, il est recommandé de voir un médecin, afin de trouver sa cause et d'y remédier le plus efficacement possible.

La prise d'antalgiques de palier 2 ou 3 doit impérativement et uniquement se faire sous contrôle médical. Ces traitements peuvent masquer une douleur causée par une maladie sous-jacente.

D'autres médicaments peuvent être prescrits en cas de douleur, comme les anesthésiques locaux tels que la lidocaïne (présente dans de nombreuses pastilles pour le mal de gorge), les antispasmodiques tels que le phloroglucinol, très largement utilisé pour les douleurs abdominales et les spasmes, les myorelaxants tels que la méphénésine, si torticolis ou mal de dos.

Ces médicaments sont en vente libre en France. Bien qu'ils soient généralement bien tolérés, il est important de prendre l'avis du pharmacien en précisant l'ensemble de ses traitements avant de les consommer.

Chez la femme enceinte, seul le paracétamol peut être utilisé en cas de douleur.

Les AINS sont contre-indiqués durant les quatre derniers mois de la grossesse. Les effets néfastes de ces traitements sont mal connus au cours des cinq premiers mois, il est donc préférable de les éviter en cas de grossesse. De même que les topiques (gels, crèmes) anti-inflammatoires à base d'AINS, ces molécules passant à travers la peau peuvent être nocives en cas de grossesse, surtout si elles sont appliquées sur une surface importante.

Les médicaments de la classe des morphiniques tels que la codéine sont à proscrire chez la femme enceinte. Ils peuvent entraîner un effet de dépendance et de sevrage chez le nouveau-né ainsi qu'une insuffisance respiratoire.

Les douleurs apparaissant lors de l'accouchement peuvent être soulagées par la péridurale. Elle consiste à injecter un anesthésique local appelé bupivacaïne, au niveau du canal rachidien à l'intérieur de la moelle épinière. Elle est contre-indiquée chez les femmes allergiques à ces substances, celles qui ont des malformations de la colonne vertébrale, des troubles de la coagulation (ensemble de réactions qui se mettent en place pour former un caillot et arrêter une hémorragie apparaissant suite à une coupure, blessure…) ou qui présentent de la fièvre au moment de l'accouchement.

L'anesthésie générale est réservée aux femmes qui accouchent par césarienne (intervention chirurgicale permettant d'extraire le nouveau-né par incision au niveau de la paroi de l'abdomen et de l'utérus).

En ce qui concerne la femme qui allaite, les antalgiques du palier 1 ainsi que les corticoïdes peuvent être utilisés (en cas d'application d'AINS au niveau des seins, il faudra les nettoyer avant d'allaiter le nouveau-né). Si les douleurs persistent, l'usage du tramadol est possible dans les 2 à 4 jours qui suivent l'accouchement. Après cette période, il devra être remplacé par un autre médicament. Pour la codéine, il faudra attendre 2 à 4 jours après l'accouchement. Seule une utilisation de courte durée (2 à 3 jours) est autorisée en fonction de la tolérance de la mère. L'apparition d'une somnolence importante traduit la transformation rapide de la codéine en morphine et devra entraîner une reconsidération de l'allaitement. L'utilisation de la morphine et des antalgiques de palier 3 au-delà du 3e jour de vie entraîne une suspension de l'allaitement. Il pourra être repris 4 heures après la dernière prise de morphine.

Des alternatives aux traitements médicamenteux permettent également de soulager la douleur, comme la neurostimulation électrique transcutanée, la relaxation ou l'acupuncture.

La neurostimulation électrique transcutanée utilise la propriété de sélection de transmission des informations des cellules nerveuses. Des électrodes placées sur la peau au niveau de la zone douloureuse vont envoyer des impulsions électriques de faible intensité. Les cellules nerveuses de la moelle épinière vont être submergées par cette information qu'elles vont transmettre au cerveau aux dépens de la sensation douloureuse. Le cerveau ne recevra pas les informations liées à la douleur, celle-ci sera donc atténuée. Cette technique est le plus souvent utilisée pour traiter les douleurs chroniques résistantes aux traitements médicamenteux généralement prescrits.

L'acupuncture est une technique provenant de la médecine traditionnelle chinoise. Son utilisation dans le cadre du soulagement de la douleur consiste à piquer des zones précises où circule l'énergie vitale (appelée Qi) avec des aiguilles chauffées aux extrémités ou des petites impulsions électriques. La douleur chronique est alors masquée par de petites sensations de douleur localisées de courte durée. Elle peut être efficace chez de nombreuses personnes et présente peu d'effets secondaires.

Des séances de massage peuvent aussi être conseillées en cas de douleurs aiguës ou chroniques. Elles doivent être effectuées par des professionnels de santé. La kinésithérapie et l'ostéopathie consistent à garder la mobilité et la force des muscles des membres affectés tout en limitant les douleurs.

La douleur peut être traitée par le froid, c'est la cryothérapie. Elle réduit les sensations douloureuses en limitant leur transmission au cerveau. Le froid aide également à soulager la réaction inflammatoire. Il entraîne une vasoconstriction (réduction du diamètre des vaisseaux sanguins au niveau de la zone où il est appliqué), ce qui diminue les œdèmes (gonflements). Cette technique est largement utilisée dans les blessures liées au sport. L'application des poches de froid ou de glace pilée au niveau de la zone douloureuse ne doit pas dépasser 20 minutes au risque de gelures. Les poches de froid doivent être conservées au réfrigérateur et non au congélateur (la température étant extrêmement basse, il peut y avoir un risque de gelure au moment de l'application). En cas d'utilisation de glaces pilées, il est conseillé d'interposer un linge humide entre le sac de glace et la peau de la personne,

Le froid ne doit absolument pas être appliqué sur :
- Des plaies ou blessures ouvertes.
- Une contracture musculaire (contraction du muscle de manière anormale et involontaire).
- Des personnes souffrant de troubles cardiaques ou d'intolérances au froid (maladie de Raynaud).

La pratique du yoga thérapeutique ou des gymnastiques traditionnelles chinoises (qi gong, tai-chi-chuan) est aussi recommandée en cas de douleurs chroniques, surtout chez les personnes âgées atteintes de douleurs articulaires (arthrose, arthrites). Ces techniques consistent à prendre en charge la personne à la fois sur le plan physique, mental et émotionnel.

Il est intéressant de savoir que la relaxation permet aussi de soulager les douleurs chroniques et aiguës. Elle modifie l'état de conscience de la personne.

La douleur est considérée comme un état de stress qu'il faut évacuer via la méditation, la détente musculaire ou la balnéothérapie (traitement, cure et soins utilisant la prise de différents types de bains à base d'eau de source ou d'eau de mer, c'est la thalassothérapie).

La sophrologie consiste à apprendre au patient des méthodes de relaxation afin de limiter l'apparition des douleurs, mais aussi de pouvoir les gérer et les contrôler dans différentes situations.

L'hypnose utilise un état de conscience différent, elle doit être pratiquée par un spécialiste. Elle permet à la fois de détendre le patient et de limiter ses sensations douloureuses en lui suggérant différents éléments en lien avec ses douleurs. Elle peut être efficace chez de nombreuses personnes. Il est important de savoir qu'une personne sous hypnose est consciente de ce qui l'entoure, sa volonté est inhibée partiellement.

Conclusion

La douleur fait partie de nos sensations naturelles. Elle peut nous alerter sur différents troubles perturbant notre organisme.

Il est essentiel de respecter les doses et les conseils d'utilisation des traitements antalgiques afin d'éviter les complications qu'ils pourraient entraîner.

Les différentes alternatives aux médicaments peuvent être bénéfiques chez certaines personnes, en particulier celles souffrant de douleurs chroniques persistantes.

Considérer et prendre en charge sérieusement les douleurs d'une personne est essentiel sur le plan émotionnel, physique et biologique. Elle pourra ainsi éviter une automédication inappropriée aux multiples risques et bénéficier d'un soutien moral ayant son importance dans l'évaluation et la perception des sensations douloureuses.

Bibliographie

Dorosz, Philippe. *Guide pratique des médicaments.* *27ᵉ édition.* Malone, 2007, 1893 p.

MARASHI, Noura (2017). *Je réponds à vos questions*, tome 1. Paris : Books on Demand, 111 p. Collection : Pharmaquiz

Eurekasante par vidal [en ligne]. Vidal, 2009-2019. Consulté le 24 mars 2019. Disponible sur : https://eurekasante.vidal.fr

Pharmacomedicale [en ligne]. Consulté le 25 mars 2019. Disponible sur : https://pharmacomedicale.org

Antidouleurs : les opioïdes liés à quatre décès par semaine en France, avertit l'Agence du médicament [en ligne]. *LCI.* Consulté le 28 mars 2019. Disponible sur : https://www.lci.fr/bien-etre/tramadol-codeine-les-opioides-lies-a-quatre-deces-par-semaine-en-france-avertit-l-agence-du-medicament-2113560.html

Centre de Recherche des Agents tératogènes, CRAT [en ligne]. Consulté le 9 avril 2019. Disponible sur : https://www.lecrat.fr/

Chaîne YouTube Pharmaquiz [en ligne]. YouTube, 2013.

Consulté le 7 mars 2019. Disponible sur : https://www.youtube.com/channel/UC3CzlCm-0Yh7-1YM6K2SfVg